Витамины, минералы и более!

Источники продовольствия, функции тела, и недостатков (Симптомы)

Michelle J. Bever

ПРЕДАННОСТЬ ДЕЛУ

Эта книга предназначена для тех, кто хотел бы узнать больше о том, что происходит с их органами, заинтересованы в здоровой изменения и просто хотите чувствовать себя лучше. По этой причине для этой книги состоит в том, чтобы она будет легко ребенка или взрослого для чтения и понимания. Многие книги сегодня перегружены с комментариями и воспринимают его как дней прошло прежде чем вы никогда не считайте, что вы купили книгу в первую очередь. Наслаждайтесь простотой.

СОДЕРЖАНИЕ

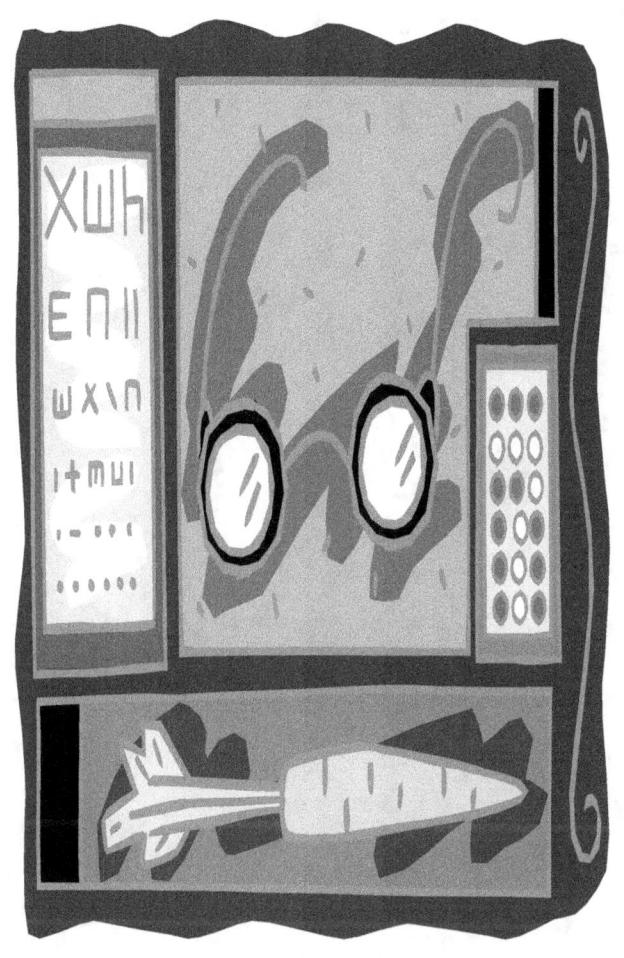

Это лишь пример продовольственной ассоциации
и зная, какие витамина в этой группе.

ACKNOWLEDGMENTS

Я хотел бы поблагодарить Бога и всех, кто имеет веру в меня для завершения какой я начал в получении этой информации для общественности.

Пожалуйста, не забудьте оставить обзора, если эта книга помогла вам или которые вы знаете, чтобы узнать, как продукты питания могут привести к более здоровой и телом.

Он чрезвычайно высоко оценивает и я надеюсь увидеть эту книгу в школьных систем. Ваш отзыв поможет сделать это.

Спасибо вам!

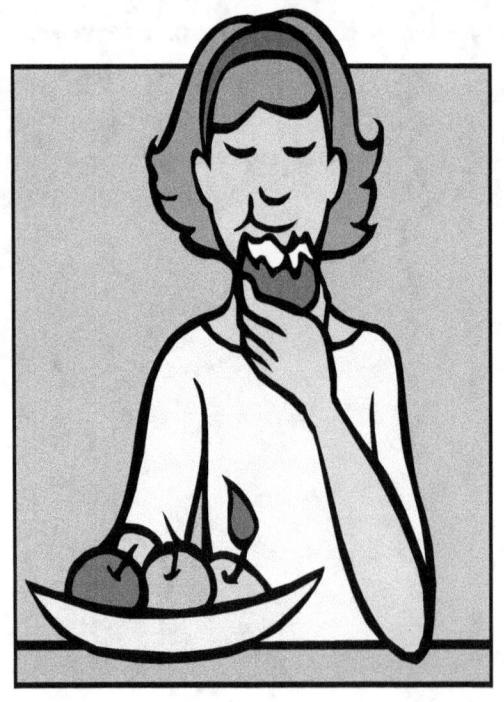

Apple в день помогает держать врача.

1 ОБУЧЕНИЕ КАК

Эта книга будет заполнена с витаминами, минералами, микроэлементы, сотовый соли, белков и углеводов, и мое задание - это поможет вам узнать, как помочь себе.

Как я узнал было, когда я был одним из родителей и в бюджет каждый доллар. Я приобрел высокий потенции витамин С, другими витаминами, перечисленные на она также, но все я увидел была высокой потенции витамин С. я отправился в магазин и купил высокой потенции витамин С, что дешевле и не имеют дополнительно. Я узнал в течение недели увидеть своего сына воспользоваться этой более низкой стоимости высокой потенции С, что его поведение стало меняться.

Это побудило меня сделать исследования, чтобы узнать какие каждого дополнительного витамина по более высокой стоимости потенции витамина С. Я получил за счет сделать мои исследования и после долгих самоотверженность смогла разорвать каждого пункта в какие продукты питания, что я мог бы съесть для получения этого витамина в системе, какие функции они помогли в этом органе, и как ваше тело выражает себя при недостаточно. Как ваше тело выражает себя известен как признак.

Наши продукты являются во много раз обрабатываются, не хватает питательных веществ, загруженной в гормоны, и иногда мы просто не едят какие нашего тела потребностей.

Сочетание пить право продукты питания и принимая, что показано в соответствии с этой неисправности - это отличный способ сделать здоровой продуктивной изменения.

Источники- эти продукты едят для конкретного витамина, минеральных, сотовый соли, трассировка элемента, белков, углеводов

Функции - Это тело не когда она функционирует правильно при отсутствии признаков

Недостатки - Это как ваше тело выражает как сильно это чувство, поскольку она не располагает какой он должен работать правильно

Я вам предлагаю взглянуть на эту книгу и запишите какие симптомы у вас есть. Вы заметите, что те же симптомы могут быть в рамках различных витаминов и т.д. сделать список витаминов и минералов и т.д., связанные с этими симптомами. Это просто после этого просто сделать продуктовый список.

Обязательно проконсультируйтесь с врачом и вас о запуске ничего нового, попросите вашего витамина проверен и рассказывать о вашем симптомов.

Помните, что каждый тела отличается и может потребоваться более или менее чем кому-либо. Пить право продуктов питания является запуск... принимая, что вам нужно - это plus!

2 ВИТАМИНЫ

Витамин С

Источники
Свежие фрукты
брокколи
мускусной дыни
клубники
цитрусовые
капуста
овощи
картофель
зеленый горошек
зеленый перец
шпинат

Функции
Формирование коллагена
йода сохранения
кости формирование заживления
зуба формирование
красных кровяных клеток формирование
инфекции сопротивление
поглощение железа
corticosteriod обобщение
повышает аллергенов для людей страдающих аллергией

Недостатки
Кровоточивость десен
нос стравливает
легко побитость
кариеса
dsypnea
анорексия

Низкий уровень заражения сопротивление
усталости
раздражительность
боли в
мышцах
повреждений кожи
отечность суставов
цинги
вырождение кожи

Витамин B

Источники
Мясо
рыбы
птицы
свинина
коричневого риса
мелассы
гайки
пивоваров дрожжи
зародыши пшеницы
всего зерна
злаков обогащенный
печени
сухой фасоли
орехи кешью
семян подсолнечника

Функции
Углеводов & метаболизма протеина
жир производства энергии
центральной нервной системы поддержания
хорошего мышечный тонус
хороший аппетит

Недостатки
Слабость
потере аппетита
запоры
жар
усталость
раздражительность
потеря памяти
инфаркт миокарда боль
нервозность
стороны онемение
боль чувствительность
шум чувствительность
атаксия
стопы онемение
настроении
сердца
удержания воды
страдающих вегето-
депрессии

Витамин В2

Источники
Мясо
рыбы
птицы
молоко
пивные дрожжи
яйца
фрукты
зеленых овощах
гайки
всего зерна

Функции
Антител и красных кровяных клеток формирование
производства энергии

эпителия
слизистой оболочки тканей техническое обслуживание
углеводов метаболизм
метаболизм жира

Недостатки
Катаракта
cheilosis (трещины на углу рот)
головокружение
уе усталости
чешется глаза
жжение в глазах
световой чувствительности
Паротерапия жирной кожи
замедление роста
дышло покраснение & болезненность

Витамин B6 (МГ)

Источники
Семена подсолнечника
бананы
мясо
птицы
рыб пивные дрожжи
обезвоженные печень
изюм
всего зерна
сухой фасоли
коричневого риса
томатный сок
арахис
зародыши пшеницы
чечевицы
авокадо
мелассы
грецкие орехи

Функции
Формирование антител
пищеварение
ДНК & синтез РНК
жир метаболизма
протеина метаболизм
гемоглобина производства
баланс натрия
калия баланса
центральной нервной системы
trytophan в ниацин преобразования

Недостатки
Себорейный
дерматит
артрит
угри
glossitis
cheilosis
изъятий
младенцев депрессия головокружение
потеря волос
раздражительности и
учебе
атаксия
слабость
поражений кожи
потеря веса

Фолиевая кислота

Источники
Печень
спаржа
цитрусовых
яйца

орган мясо

всего зернаwheat germ

Кормят

мускусной дыни

лимская фасоль

непрерывной области Farnbacher Loles Racing зелень

шпинат

зеленый горошек

кольраби зелень

чечевицы

свеклы

зеленых овощах

молочные продукты

морепродукты

арахис

Коровий горох

Фасоль пинто

турецкий горох

брокколи

Функции

Красный & белой клетки крови формирование красного & белых кровяных клеток

ДНК созревания & РНК формирование

Недостатки

Macrocytic megaloblastic анемии (Большие красные кровяные тельца)

усталости

слабость

обмороки

бледности кожных покровов и

проблем с пищеварением

седеть волосы

роста проблем

бессонницы

дышло воспаление

ослабленную память
желудочно-кишечного расстраивает
роста в интересах бедных слоев населения

Витамина B12

Источники
Говядина
яйца
молочные продукты
рыба
баранина
сыр
свинина
орган мясо

Функции
Красных кровяных клеток созревания
утюг поглощения
клеточного метаболизма
тканей роста
питательных веществ метаболизм
нервных клеток техническое обслуживание
ячейки долговечность
myellin формирование

Недостатки
В нескольких минутах ходьбы усталость проблемы
ослабленную память
речи проблемы
психического депрессии
glossitis
психического путаницы
головная боль
нервозность
пагубной
анемии

снижение reflex ответов
потеря веса
Нервной системы

Витамин B3 (НИАЦИНА)

Источники
Яйца
бедная мясо
молочные продукты
орган мясо
арахис
птицы
морепродукты
всего зерна
печени
рыб бран

Функции
Уровня холестерина сокращение
пола гормон производства
метаболизма углеводов
гликогена синтез белка
горошка жир
нормализует аппетит

Недостатки
Визуальный осмотр клубней и диареи язв
головные боли
депрессия
усталость
диспепсия
потере аппетита
halitosis
бессонница
мышечная слабость
тошнота

кожу вулканов
ослабленную память
расстройств нервной системы
Пеллагра
беспокойства
желудочно-кишечного воспалений

Биотин

Источники
Яичные желтки
бобовые
дрожжи
орган мясо
всего зерна
молоко
морепродукты
овощи

Функции
Рост клетки
жирных кислот синтез
жирных кислот синтез
метаболизм углеводов
метаболизм жира
метаболизма протеина
витамина B используйте
производства энергии

Недостатки
Депрессия
анемия
бессонница
сухой кожи
glossitis
анорексия
мышечные боли

Пищевые дрожжи

Источники
Яйца
бобовые
грибы
орган мясо
лосося
зародыши пшеницы
всего зерна
свежие овощи
дрожжи

Функции
Формирование антител
кортизон производства
метаболизм углеводов и
стимулирование роста
метаболизме жиров
подчеркнуть терпимости
метаболизм протеинов
холестерина синтез

Недостатки
Диарея
экземы
потеря волос
мышечные судороги
нервозность
преждевременного старения
респираторных инфекций
усталости
онемение

Витамин A

Источники
Печень
мускусной дыни
морковь
печень
сладкий картофель
зимние игры в сквош
рыб
зеленый фрукты
желтого цвета фрукты
молочные продукты
зеленые овощи
желтого цвета овощи
абрикосы
брокколи
персики

Функции
Ткани тела ремонт
инфекции сопротивление
ткани тела поддержание
роста костей
нервной системы развития
клеточную мембрану метаболизма
РНК синтез
клеточную мембрану структуры
visual фиолетовый производства (ночного видения)
формирования кожи
формирование мембраны слизистой оболочки
формирования костей
формирования зубов

Недостатки
Аллергии
потере аппетита

сухих волос
усталость в
результате инфекций уха
ртом инфекций
слюнных желез железы инфекций
чешется глаза
жжение в глазах
потеря запах
гемералопии
неровной поверхности кожи
синусовая проблем
экономического роста в интересах бедных слоев
населения,
сухой кожи
шелушится кожа
смягченная эмаль

Витамин D

Источники
Укрепленные молоко
кости беспроводной доступ в Интернет предоставляется
в общественных зонах
яичные желтки
орган мясо
сливочное
масло печени трески
жирных рыб

Функции
Необходимые для поглощения кальция &
использование
месторождений полезных ископаемых в кости,
необходимые для поглощения фосфора &
использование месторождений полезных ископаемых в
зубьях
иммунной сыворотки кальция регулирование уровня

Недостатки
Жжение в полости рта
диарея
жжение в горле
бессонница
нервозность
кости деформации в детей
близорукость смягченную кости
размягчены зубы
кости деформации в
osteomalacia младенцев в возрасте до 5 лет (смягченную кости)
мышечных судорог
низкая кальция

Витамин Е

Источники
Сливочное масло
темно-зеленые овощи
яйца
фрукты
орган мясо
гайки
растительных масел в
целом зерен
арахиса
жиры
маргарин
семян

Функции
Позволяет витамина А для работы
мембраны клеток защиты
РБК макетов оксигенаторов показывают дефекты
различных типов предупреждения

сексуальной потенции поддержание
сексуальной рождаемости техническое обслуживание
предотвращает повреждение клеток вследствие
избыточного кислорода

Недостатки
Отека в грудных детей
анемии в недоношенных грудных детей
повреждений кожи младенцев
РБК макетов оксигенаторов показывают дефекты
различных типов
мышечных помех
сухих волос
нервных беспорядков в опасный неусвояемости
глухой волос
потери

Витамин К

Источники
Зеленых овощах
сафлора масло
йогурт
мелассы печени

Функции
Синтез печени протромбиновое
обобщение других нарушений свертываемости крови у
пациентов требуется клиническая оценка факторов

Недостатки
Кровотечение тенденции
произошел выкидыш
нос и прокачка

3 ПОЛЕЗНЫЕ ИСКОПАЕМЫЕ

Кальций

Источники
Беспроводной доступ в Интернет предоставляется в общественных зонах кости
сыр
молоко
йогурт мелассы
всего зерна
гайки
бобовых
овощах
рыбных

Функции
Свертывание крови
сердечный ритм регулирования
кости формирование
мембраны клеток структура
зуба формирование
мембраны клеток функция
мышцы роста
нервных импульсов трансмиссии
мышечные сокращения

Недостатки
Paresthesias
мышечные судороги
сердцебиение
tetany
раздражительности
chrostecis подписать
бессонница
Trousseau в знак

кариеса
кости деформации
костей умолял
остеопороза
задержкой роста

Раствор хлористого кальция

Источники
Фрукты
овощи
соли

Функции
Поддержание
технического обслуживания тормозной жидкости
электролита
техническое обслуживание кислоты базы
технического обслуживания осмотические
баланса давления

Недостатки
Itypochoremic alkalosis

Корпус из магниевого сплава

Источники
Зеленых овощах
гайки
морепродукты
какао
всего зерна
отруби зерновых
Коровий горох
шпинат
свеклы зелень
брокколи

птицы
устрицы
краб
Рыба

Функции
Кислота базы баланса
мышечной релаксации
метаболизма кальция в костях
клеточном дыхании
фосфорного метаболизма в костях
нервных импульсов трансмиссии
сердечной мышце функции
сердечной мышце техническое обслуживание

Недостатки
Путаница
дезориентация
легко вызвало
гнев
нервозность и
раздражительность
быстрого пульса
тремор
потеря мышц
репаративные процессы управления дисфункции
роста
поведение при отказе беспорядков
спазмы

Цинк

Источники
Устрицы
телятина
краб
печень
свинины

говядины
Коровий горох
чечевица
краб
турецкий горох
Турции
ягненок
креветки
лобстер
куриные (темное мясо)
целых зерен
грибы
морепродукты
соевые бобы
шпинат

Функции
Вещество необходимо сделать несколько ферментов и инсулина
предстательной железы
углеводов пищеварение
репродуктивного органа роста
метаболизма
вкус и запах
репродуктивного органа развития

Недостатки
Потомства не
задерживается заживление ран
замедление роста
отсталых сексуального развития
сократились вкус
потеря аппетита
депрессия
изменениями кожи
уменьшилось иммунной реакции
Задержка полового созревания

усталость
потеря запах и вкус
длительное заживление ран

Фосфор

Источники
Молоко / молочные продукты
йогурт
мясо рыбы
печень
творог
птицы
яйца
сухой фасоли
сухой горох гайки
желтый сыр

Функции
Формирование костей
производства энергии
функции почек
рост клетки метаболизма миокарда, спада
активности нервных клеток ремонт
кислоты базы баланса
мышечной активности

Недостатки
Потере аппетита
усталости
неравномерным дыханием
нервных расстройств
атаксия
paresthesias
мышечная слабость
слабость
Потери полезных ископаемых от костей

Калий

Источники
Постная говядина
арахисовое масло
картофель
банан
молоко
лосося

Функции
Поддерживает сердечных сокращений
осмотические баланса давления
поддерживает баланс воды
кислоты базы баланс
поддерживает функции нерва
мышечные сокращения

Недостатки
Мышечная слабость
быстрого нерегулярных heartbeat
паралич
бессонница
смерти
нервозность
ноги судороги
анорексия
рвота
медленно слабых рефлексов

Натрия

Источники
Морепродукты
сыр
молоко
соли

Функции
Мышца схваток
функции мышц
кислоты базы баланс
нервных импульсов трансмиссии
водного баланса
дополнительных сотовых жидкость
ячейке проницаемости
осмотические баланса давления

Недостатки
Головная боль
тошнота
рвота
потере аппетита
атрофией мышц
потеря веса
гипертония
сухих слизистых оболочек
мышц судороги

Содержание серы

Источники
Молоко
мясо
бобовые
яйца

Функции
Синтез коллагена
мышечных метаболизма
витамина В формирование
нейтрализации токсинов
крови

Утюг

Источники
Яйца
орган мясо
птицы
зародыши пшеницы
печени
картофель
обогащенный хлеб
обогащенный зерновых
зеленых овощей
мелассы
говядины
сухой горох
свинины
гайки
шпинат
кале

Функции
Производства гемоглобина
кислородом транспорта
подчеркнуть сопротивление
производства энергии
болезни сопротивление
регулирования биологической реакции
клеточном дыхании
регулирования химических реакций

Недостатки
Хрупкие ногти
респираторных проблем
запор
дышло болезненность
анемии
дышло воспаление
бледность

слабость
холодной чувствительность
усталости
уменьшилось иммунной системы

4 ЭЛЕМЕНТЫ ТРАССИРОВКИ

Хром

Источники
Моллюсков
мясо
сыр
кукурузного масла в
целом зерно
пивные дрожжи

Функции
Углеводов метаболизм
метаболизм липидов
сыворотки глюкоза уровня обслуживания

Недостатки
Глюкоза нетерпимости

Кобальт

Источники
Говядина
яйца
рыба
молочные продукты
орган мясо
свинины

Функции
B12 формирование

Недостатки
Усталость
памяти ухудшение
психического депрессия
психического путаницы
нервозность
снижение reflex ответов в
нескольких минутах ходьбы проблем
речи проблемы
glossitis
головная боль
пагубной
анемии

Медь

Источники
Орган мясо
изюм
устрицы
морепродукты
гайки
мелассы

Функции
Формирование костей
лечение процессов
гемоглобин
красных кровяных клеток
фермент формирования
психических процессов
использования утюга

Недостатки
Диарея (младенцев)
дыхания для людей с ослабленным зрением
общая слабость
кожу язв
кости уродств

Йода

Источники
Кальция стеариновокислого соли (йодированной)
морепродуктов

Функции
Регулирование базального метаболизма rate
клеточный метаболизм

Недостатки
"холодной руки
раздражительности и
холодных ступней ног
нервозность
сухих волос
ожирение

Марганец

Источники
Бананы
яичные желтки
зеленых овощах
печени
соевые бобы
гайки
всего зерен
для приготовления кофе

Функции
Фермент
скелет активации роста
жира метаболизм
пола гормон производства
углеводов метаболизм
витамина B1 метаболизм
витамина E использования

Недостатки
Атаксия
слушания беспорядков
головокружение
потери слуха

Молибден

Источники
Целом зерно
бобовые
орган мясо

Функции
Орган метаболизма

Селен

Источники
Морепродукты
печень
мясо
почки

Функции
Иммунной механизмов

функционирования митохондрий СПС обобщение защиты сотовой связи
Метаболизм жира

5 ЯЧЕЙКА СОЛЕЙ

Фторид кальция

Функции
Дает ткани качества эластичность

Недостатки
Потеря эластичности
свай
ослабленный вен
вялое циркуляции
ослабленный артерий
трещины в кожу
мышечной слабости
подшипника вниз боли

Расположение
Стены кровеносных сосудов
мышечной ткани
соединительной ткани
поверхности кости
эмаль зубов

Фосфат кальция

Функции
Спид ткани соли, занимающиеся вопросами питания, составляющих слюны и желудочного сока
здоровое активности оператора сотовой связи
восстанавливает сигнал для ослабленных органов

восстанавливает сигнал для ослабленных тканей
спид роста
спида нормального развития
оказывает помощь в пищеварении
спид ассимиляции
строит конституции

Недостатки
Отсталость
острыми болями
рахит
повторяющейся зуб невзгод
нищеты крови
онемение конечностей
холодность конечностей
кости слабость

NAT. Пуз. (SODIUMPHOSPHATE)

Функции
Спид кислоты нейтрализующая
спид функционирования органов пищеварения
спид усвоения жиров и других питательных веществ

Недостатки
Кислота язвенная болезнь
отек
весьма цвета мочи
золотой - желтый дышло
бессонице
сливочный покрытие на родном языке
нервной раздражительности и
расстройств пищеварения
ревматические симптомы

NAT. SULPH. (сульфата натрия)

Функции
Регулирует плотность межклеточной жидкостей
(жидкости, купание тканей и клеток), устраняя излишки
воды
контроля функционирования печени
снятие яда взимается жидкостей

Кали ПУЗ. (КАЛИЙ ФОСФАТ)

Функции
Нервные питательных веществ для нервной поведение
поддерживать довольные
повышенная четкость изображения благодаря глубокому
черному цвету расположения умственных способностей
мощное воздействие на телесные функции
спид астма
СПИД IKO
СПИД нервной условия

Недостатки
Головные боли нервной
бессонице
лень
нервной
язвенная болезнь
депрессия
как индусская националистическая организация
Раштрийя Свайям Севак Сангх
вялые
усталости
при опускании жизнеспособность
grumpiness
iko
fretfulness
жестокого юмор

(KALISULPH сульфат калия)

Функции
Антифрикционные
соли в качестве смазки
завершает процесс респираторных заболеваний
спидом кишечные расстройства
желудка спида Катара
спид воспалительные условия для содействия развитию
потоотделение

Недостатки
Липкие, желтоватый разряд от кожи
липких, желтоватый разряд от слизистой
масштабирование
Масштабирование кожи на голове
преходящие боли
chiliness
переключение

MAG. Пуз. (МАГНИЯ PHOSPATE)

Функции
Снимает спазматические ткани соль
освобождает съемки боли
спид нервная система
освобождает стремительно перемещаться боли
дополняет действия Кали Пуз.
сбрасывает спазматические боли
сбрасывает экологичность
сбрасывает кашель
сбрасывает невралгии
сбрасывает икота
снимает головную боль
сбрасывает оказывают кровоостанавливающее действие
снимает менструальные боли

Недостатки
Судороги
судороги
съемки и стремительно перемещаться боль

NAT. MUR. (cloruro de sodio)

Функции
Вода - распространение ткани
тесно связаны с питанием
управляет огромных оттоков и потоков с жидкостями
организма
поддерживать надлежащую степень влажности
физиологических процесса
производства соляной кислоты

Недостатки
Избыточная влажность
головные боли с тошнотой
чрезмерной сухости
Жирные кожи
низкий духи
бледность кожи
трудно табуреткам
выполнении водянистая слизь
чихание
raw анус
боли анус
сухой болезненный нос
горло симптомы
заложенность носа
лицевые невралгии
глаза слабой
зубной боли
сонливость
hayfever

hang-гвозди
unrefreshing сна
потеря вкуса
потеря запах
медленное пищеварение
бессмертны соли

Сульфат кальция(CAL. SULPH)

Функции
Удаление отходов из крови поток
крови очистителе и целителя
дополнительный в Кали Мур (калий фосфат)

Недостатки
Угри
разложение органических веществ
потерпевшего окружающих тканей

А также всем предприятиям. Пуз. (ЖЕЛЕЗА ФОСФАТ)

Функции
Численность до круглой стены кровеносных сосудов
здоровье к округлой стены кровеносных сосудов
кислород - Водило
первой помощи Remedy для кровотечения
remedy для продвижения год заболевания
детей заболевания

Недостатки
Отсутствие красных кровяных телец

Кали MUR.
(хлористого калия)

Функции
Спид с слюны производственная
помощь для ранних этапах пищеварения
дополняет Calc. Sulph.
чистки крови
очистка крови
спид кашляет, першения в горле, бронхит,
ветрянки, насморк, тонзиллит, кори и
эпидемического паротита

Недостатки
Фибрина становится не функциональных
толстые, белый сбросов
catarths
симптомы, влияющих на коже
симптомы, затрагивающих мембраны слизистой
оболочки
с покрытием белого
света дышла - цветные табуреты
О неустойчивом характере печени

6 БЕЛКИ

Белки

Источники
Постное мясо
сушеные бобы
яйца
птицы
горох
рыба

арахисовое масло
молоко
сыр

Функции
Предоставить аминокислот для строительства и ремонта
тканей
поставок энергии в орган
регулирует баланс жидкости
источник азота в рационе питания

Недостатки
Энергетической недостаточности
повреждения печени
сократилось иммунной реакции
повышенной восприимчивости к инфекциям
отека

7 УГЛЕВОДОВ

Углеводов

Источники
Хлебных злаков
сухой фасоли
спагетти
кукурузы
молочные продукты
сухой горох
хлеб
картофель
фрукты

овощи
желе
сахар
конфеты

Функции
Обеспечивает энергии для тела процессов
обеспечивает энергию для физической активности
СПИДА в использование
список запчастей жира белка

Недостатки
Энергетической недостаточности
потеря веса
потеря мышечной массы

Об авторе

Я писал эту книгу, с тем чтобы оба взрослых и детей будут знать о преимуществах есть определенную пищу. Знание - это сила. Расширение возможностей всех возрастов стать здоровее и телом.

www.ingramcontent.com/pod-product-compliance
Lightning Source LLC
Chambersburg PA
CBHW071300280526
45788CB00004B/1791